www.ingramcontent.com/pod-product-compliance
Lightning Source LLC
Chambersburg PA
CBHW051353280526
45784CB00007B/2935
*9781090347060*